PREMIERS ÉLÉMENTS

DE

MORPHOLOGIE HUMAINE

PAR

le Docteur G. ENCAUSSE (Papus)

Médecin-Major de 2me classe de réserve

Directeur de l'Ecole Supérieure libre des Sciences médicales appliquées

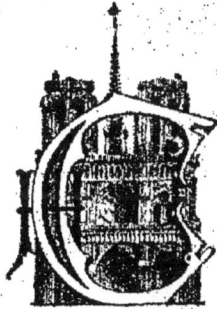

SOCIÉTÉ D'ÉTUDES DES FORMES HUMAINES
SOCIÉTÉ DE MORPHOLOGIE
PARIS

LIBRAIRIE GÉNÉRALE DES SCIENCES OCCULTES
BIBLIOTHÈQUE CHACORNAC
11, Quai Saint-Michel, 11

1913

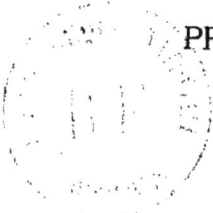

PREMIERS ÉLÉMENTS

de

MORPHOLOGIE HUMAINE

PREMIERS ÉLÉMENTS

DE

MORPHOLOGIE HUMAINE

par

le Docteur G. ENCAUSSE (Papus)

Médecin-Major de 2ᵉ classe de réserve

Directeur de l'École Supérieure libre des Sciences médicales appliquées

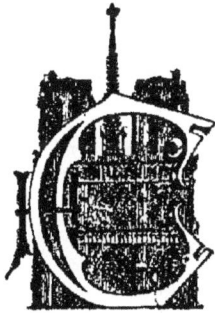

PARIS

LIBRAIRIE GÉNÉRALE DES SCIENCES OCCULTES

BIBLIOTHÈQUE CHACORNAC

11, QUAI SAINT-MICHEL, 11

1913

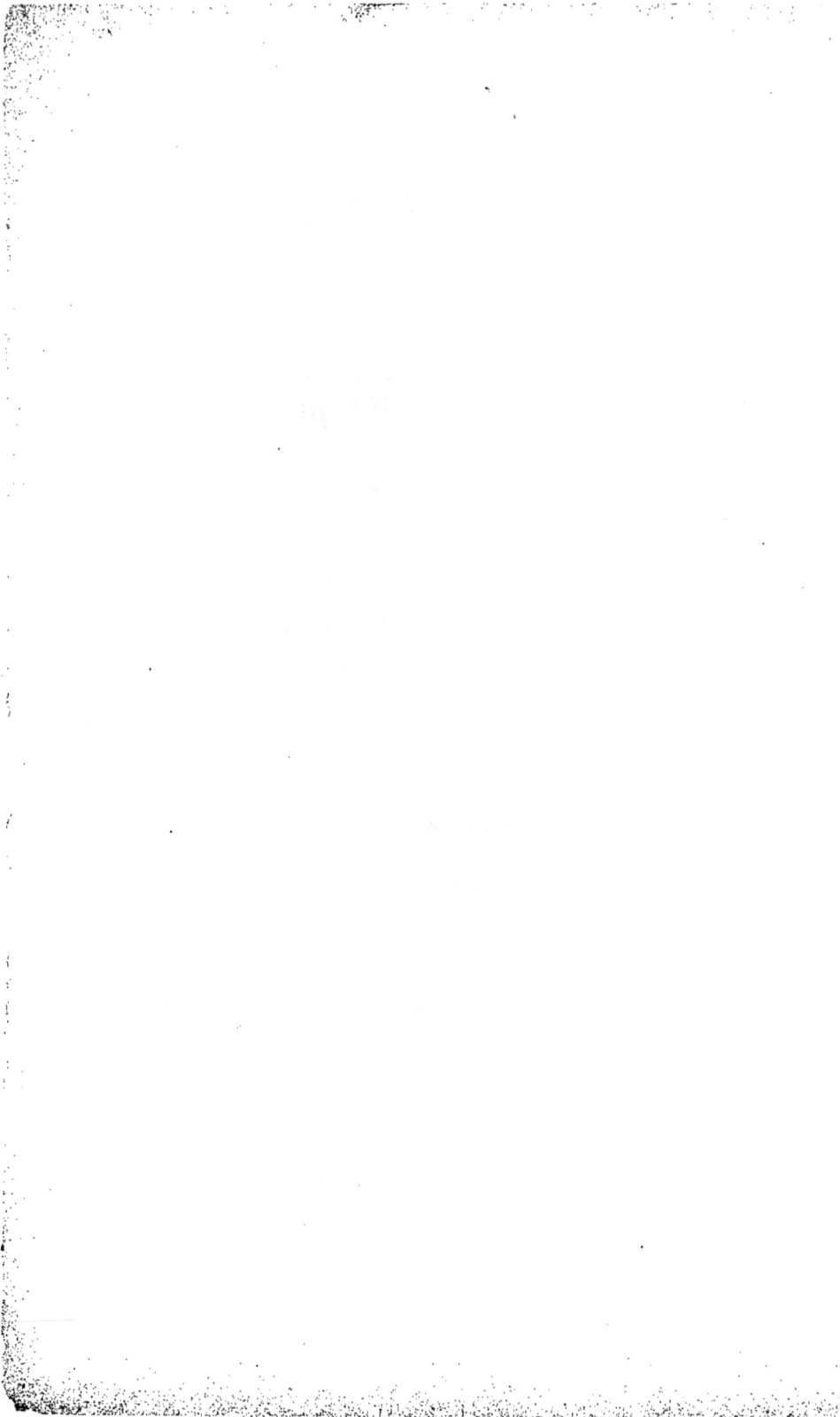

PRÉFACE

Le Ministère de la Guerre vient d'établir un laboratoire de Morphologie humaine où l'on s'efforcera de créer une classification des êtres humains d'après leur forme.

Nous allons essayer de présenter un résumé aussi clair que possible des premiers éléments de cette classification, de façon à mettre à même tout médecin militaire de classer rapidement et facilement les hommes qui se présenteront devant lui.

Si le système que nous proposons et qui est surtout basé sur l'embryologie, ne paraît pas assez complet aux autorités compétentes, nous espérons, du moins, qu'il servira de point de départ pour des travaux plus importants, car nous avons tout sacrifié à la clarté.

En effet, lorsqu'on veut étudier sérieusement
cette question de la morphologie humaine, on
se trouve en présence de très nombreux ouvrages, dont les uns sont très anciens, tradition
d'Hippocrate, résumé de Socrate, rédigé par
Platon, qui proviennent eux-mêmes de l'anti-
que Egypte et de l'Inde, et dont les autres
ouvrages, plus modernes, comme ceux de Lavater, sont un fouillis inextricable d'analyses
de détails, sans synthèse, ou de sciences divi-
natoires sans base scientifique. Nous signale-
rons cependant un petit traité très clair de
MM. Polti et Gary, paru en 1889 dans la
Revue l'*Initiation* et intitulée : « La Théorie
des Tempéraments », auquel nous ferons de
nombreux emprunts.

Ces remarques faites, on voit que ceux qui
voudront approfondir la question auront de
quoi travailler. Nous allons maintenant reve-
nir à notre sujet.

La Morphologie Humaine

Le caractère de la science actuelle est de ramener toute complexité à des éléments d'analyse très simples.

Ainsi, quoi de plus compliqué, à la première apparence, qu'une jolie rose? Eh bien, la science ramène cette fleur, par une série d'analyses, à un type de classification très clair.

De même, tout corps chimique organique, malgré sa diversité, est ramené par l'analyse à son origine de quatre corps simples constituants : hydrogène, oxygène, azote et carbone.

L'être humain n'échappe pas à cette règle générale de toute la nature organisée.

Déjà, la détermination des *empreintes digitales* a démontré la possibilité d'individualiser nettement un être humain au milieu des autres.

Nous allons voir qu'on peut établir une classification générale des êtres humains en quatre grandes sections. Mais, quel nom faut-il donner à chacune de ces sections. C'est ici que les questions d'écoles et de personnes viennent tout embrouiller.

LES NOMS

Les anciens divisaient les êtres humains en quatre tempéraments, dénommés respectivement :

BILIEUX, NERVEUX, SANGUIN, LYMPHATIQUE.

C'est là la classification d'Hippocrate résumant tout l'enseignement des mystères antiques.

Personnellement, nos recherches nous ont conduit à considérer chaque tempérament comme la prédominence d'un des feuillets de l'embryon humain sur les autres. Nous admettons donc un tempérament ectodermique antérieur, un tempérament ectodermique postérieur, un autre mesodermique et un autre endodermique. Nous reviendrons plus tard sur ce point.

D'autres chercheurs divisent les tempéraments en : cérébral, sensitif, respiratoire et abdominal.

Nous donnerons plus tard les multiples analogies de chaque tempérament. Ce qu'il faut seulement noter, c'est que la question des noms *a une très minime importance*, puisque presque tous les auteurs sont d'accord pour diviser les êtres humains en quatre grandes sections :

Pour être clair, nous adopterons la classification d'Hippocrate en renvoyant le chercheur aux analogies qui pourraient spécialement l'intéresser.

APPLICATIONS PRATIQUES

Prenez une feuille de papier blanc étendue sur une table; faites venir deux hommes pris au hasard et faites-leur appliquer la main étendue, la paume en dessous, sur la feuille de papier blanc. Vous ferez immédiatement une remarque intéressante : par rapport au blanc du papier, les mains ont des couleurs *différentes*.

Ainsi, le fond de la main, dans la race blanche, est toujours rougeâtre, mais, sur ce fond rosé, la main apparaît, par rapport au papier blanc :

Soit BRUNE,

Soit JAUNE,

Soit ROUGE,

Soit BLANCHE, à teinte d'ivoire.

L'expérience est plus concluante pour déterminer ce fait que bien des théories.

On peut donc tout de suite établir une classification générale des êtres humains d'après la couleur des mains. Mais si l'on doit classer des êtres d'une autre race que la race blanche, cet élément de classification fait défaut. On peut alors s'adresser à un autre système de classification rapide déterminée par le profil du nez.

Le nez, vu de profil, est :

Ou CONVEXE (dont le nez dit : israélite est le type),

Ou CONCAVE (le nez typique de la petite Parisienne).

Nous verrons tout à l'heure qu'on peut encore établir deux nouvelles divisions dans le profil du nez.

On peut, en plus, déterminer le profil de la tête, ainsi qu'il suit :

1° Le profil de la tête est porté en haut et en avant (type de la tête de Napoléon). C'est le profil à tendance frontale (B);

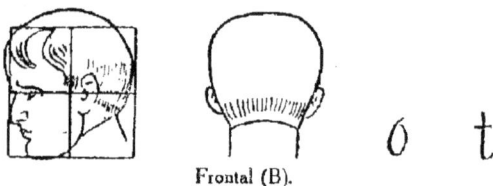

Frontal (B).

2° Le profil de la tête est, au contraire, porté en haut et en arrière (type de la tête du Dante). C'est le profil à tendance ou dominante occipitale (N).

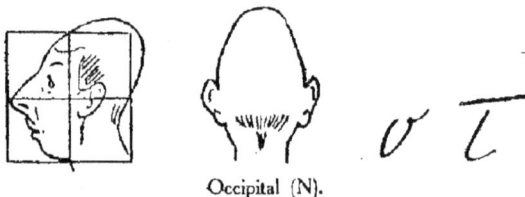

Occipital (N).

Enfin, le profil peut être porté vers la bouche, c'est-à-dire en bas et en avant (type bull-dog); c'est le profil à tendances ou prédominances maxillaires (S);

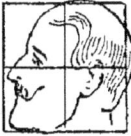

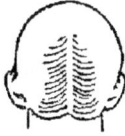

Maxillaire (S).

4° Enfin, le profil peut être porté en bas et en arrière (type du curé de campagne, du paysan enrichi); c'est, au point de vue anatomique, le type cérébelleux (L).

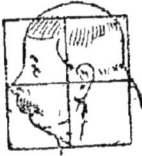

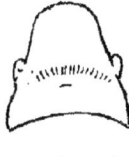

Cérebelleux (L).

Ces quatre types de profils correspondent, nous le verrons plus tard, aux quatre couleurs des mains et aux quatre profils du nez.

On peut ajouter encore comme élément de classification rapide, le profil de la bouche, qui peut être :

1° Soit droite, mince et comme coupée au couteau, genre Napoléeon;

2° Le profil à tendance tombante, genre du Dante;

3° Le profil de la bouche relevée, souriante, genre de la petite Parisienne;

4° Le profil à grosses lèvres, genre paysan.

Nous pourrions multiplier ces exemples, que nous donnons pour le moment, seulement à titre d'indication générale.

Il ressort de tout cela qu'il existe véritablement dans chaque être humain un langage des formes, une morphologie humaine véritable et que ce langage, en apparence complexe, se réduit en dernière analyse, à quatre types très nets de classification, quel que soit le nom qu'on leur donne.

L'origine de ces classifications est, pour l'être humain, comme pour le végétal, embryologique. Si le végétal a les cotylédons comme base de classification scientifique, l'être humain a les feuillets embryonnaires comme origine de toutes ses formes ultérieures. C'est du moins ce qui résulte de nos recherches personnelles.

Il faudra examiner successivement :

1° La couleur de la main et la forme des doigts;

2° Le profil du nez;

3° Le profil de la tête;

4° Le profil de la bouche.

On établira sans parti-pris une classification première d'après cet examen.

Une fois cette classification obtenue, on pourra entrer dans les détails et faire la psychologie rapide et l'utilisation possible de chaque tempérament au point de vue militaire, puisque c'est là le sujet de la petite étude actuelle.

Enfin, nous terminerons cette étude par quelques lignes consacrées aux combinaisons des divers tempéraments et à certains détails qui prépareront le lecteur à l'étude d'ouvrages plus complets que le présent travail.

LA MAIN

Il sera utile d'établir, pour chaque dossier morphologique, une page consacrée à la main. Cette page sera rédigée de la manière suivante :

Couleurs par rapport au blanc :
- Brune B,
- Jaune N,
- Rouge S,
- Blanche L,
- Indéterminable.

Forme du bout des doigts :
- Carrée,
- Pointue,
- Mixte,
- Spatulée.

Longueur :

Du premier pli horizontal du poignet à l'extrémité du médius.

Largeur :

De la base externe de la racine de l'index à la percussion (partie externe du petit doigt);

De l'extrémité du pouce à la partie externe de la paume.

(On pourra ajouter ici les empreintes digitales).

LE NEZ

L'examen du nez vu de profil a une très grande importance pour la classification rapide des êtres humains. C'est dans *la théorie des tempéraments* de MM. Polti et Gary qu'on trouvera les données les plus détaillées sur ce point.

Le nez est formé de deux sections :

1° En haut, l'os du nez, os nasal se soudant directement au front;

2° Plus bas, le cartilage du nez faisant suite à l'os nasal et disparaissant lors de la constitution définitive du squelette.

Pour classer les êtres humains, il faut remarquer que le nez réellement droit n'existe presque jamais, vu de profil. Pour s'en rendre compte, il suffit de tendre un fil noir sur un tendeur quelconque (type fil à couper le beurre) et de placer ce fil bien tendu sur le nez vu de profil. On verra alors que le nez présente des concavités ou des convexités qui vont être des plus importantes et des plus faciles à déterminer. Pour se rendre compte de ces convexités ou de ces concavités, dans le profil, il faut considérer le nez :

1° Tout de suite après son attache avec le front;

2° Tout de suite après l'attache du cartilage à l'os nasal;

Os nasal :	Concave L, Convexe N.
Cartilage :	Concave S, Convexe B.

Nez complet :

Os concave LB,
Cartillage convexe LB,

Os convexe NS,
Cartilage concave NS,

Os convexe NB,
Cartilage convexe NB,

Os concave LS,
Cartillage concave LS.

Nous ne saurions donc trop insister sur l'examen du nez considéré de profil, qui permet de mettre au point définitivement, non seulement la classification très générale en quatre types, mais encore d'amorcer les classifications réellement pratiques et naturelles de la combinaison de ces quatre types qui se tempèrent entre eux pour former les véritables *tempéraments*.

La planche ci-contre nous présente une série de profils du nez. Elle est tirée de Lavater T. II, P. 173. Nous allons les étudier de notre mieux.

Le N° 1 nous montre un *cartilage concave* même un peu exagéré. C'est le signe du Tempérament Sanguin (S).

Le N° 2 nous montre un os convexe et un cartilage concave et il se signe de lui-même Nerveux Sanguin (S. N). La couleur de la main indiquerait si le nerveux ou le sanguin dominent.

Le N° 3 nous montre deux convexités avec le bout du nez rond. C'est un Bilieux Nerveux (B N).

Le N° 4 est intéressant parce qu'il nous présente un tempérament équilibré, forme assez rare dans la pratique. La légère concavité du cartilage et la très légère convexité de l'os nous indiquent le Nerveux Sanguin (S N).

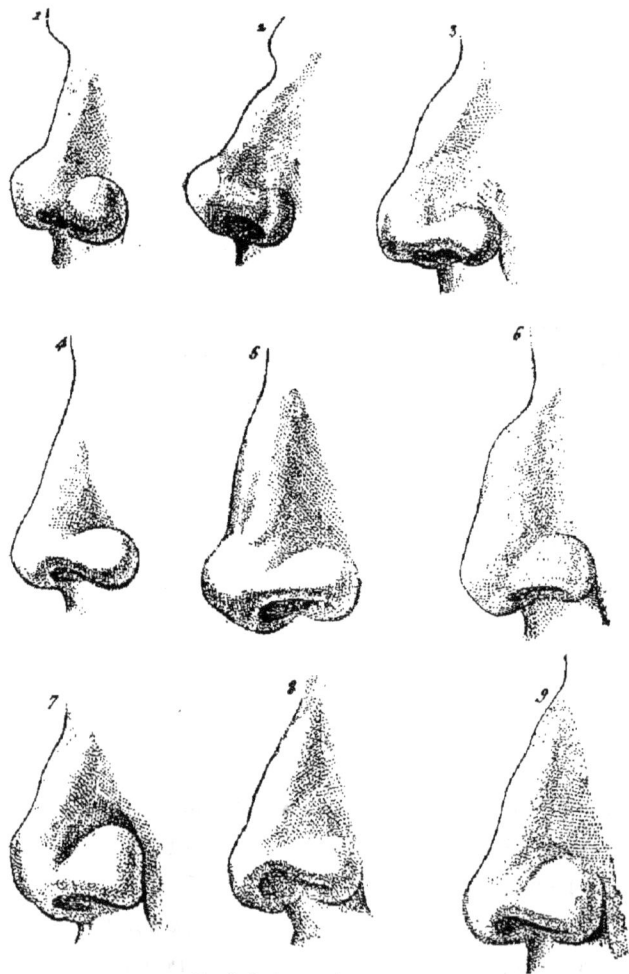

Profil de Nez (d'ap. Lavater).

Le N° 5, concavité de l'os, concavité au début puis

convexité franche du cartilage nous indique un Lymphatique Bilieux (L B).

Le N° 6 avec ses deux convexités très nettes et sa terminaison en pointe nous donne le Nerveux Bilieux (N B).

Le N° 7, avec son nez court à bout relevé, sa légère bosse de l'os, rappelle le profil du chien bouledogue et est caractéristique du tempérament Sanguin Bilieux (S B) qui est marqué par un cartillage d'abord convexe puis se terminant par une concavité qui relève le nez.

Le N° 8 est une forme de Bilieux Nerveux presque équilibré avec ses deux convexités à terminaison ronde dans le cartilage.

Enfin le N° 9 avec son long nez à bosse osseuse et à concavité du cartilage est un Nerveux Sanguin (N S).

Il est bien entendu que ces exemples sont donnés à titre d'indication pour les exercices à faire tous les jours sur toutes les personnes que nous sommes amenés à examiner attentivement de profil.

En cas d'hésitation sur le caractère du profil et des situations des concavités et convexités, un appel aux autres éléments, surtout à la couleur des mains, permettra d'éviter les principales difficultés.

Du reste, la pratique est ici la meilleure conseillère et si les débuts semblent pénibles, l'expérience permettra vite de tout trouver plus facile et même plus attrayant.

***

L'étude du seul profil du nez est instructive, mais forcément incomplète. En y ajoutant l'œil et le front,

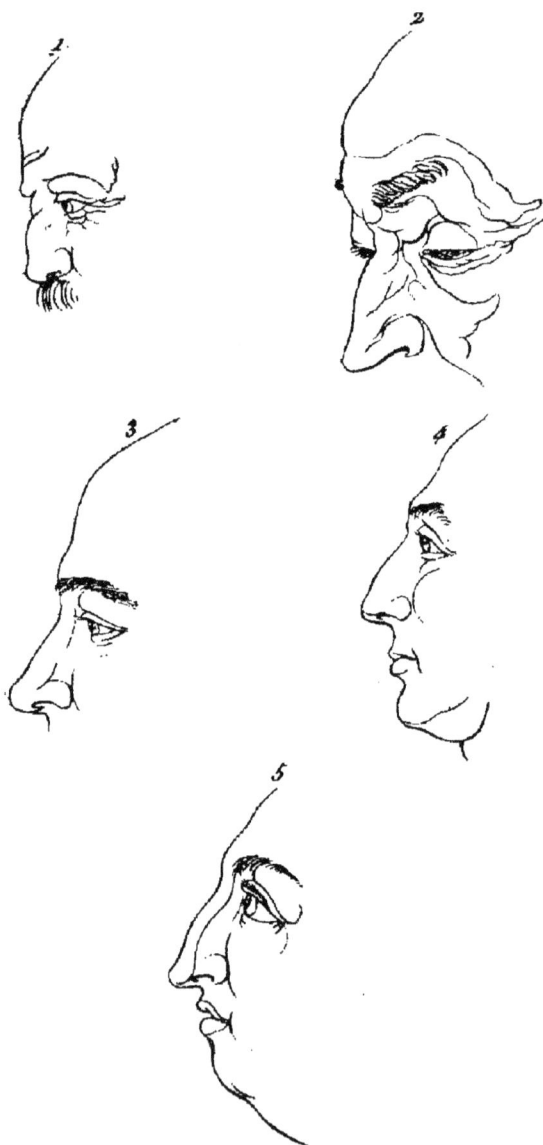

Cinq profils (Lavater).

tout s'anime et on se rend instinctivement compte des concordances qui font de la physionomie humaine un tout bien équilibré.

Voilà pourquoi nous ajouterons aux profils du nez quatre profils caractéristiques et un cinquième à étudier.

Le profil N° 1 présente le nez court du sanguin avec l'œil de commandement du bilieux. C'est un Bilieux Sanguin (B S).

Le N° 2 est caractéristique du Nerveux avec son nez long et pointu à os convexe et cartilage concave. L'air général est triste et désabusé, ce qui est la marque du nerveux, que certains auteurs nomment pessimiste et d'autres mélancolique. Ce profil de Nerveux Sanguin (N S) nous montre nettement cette tendance.

Le N° 3 nous donne au contraire une sensation de calme. La concavité du milieu du front se répète à la racine du nez. C'est un lymphatique avec sa légère convéxité de l'os nasal , au milieu il a pour second aspect le nerveux (N L) Lymphatique nerveux.

Le N° 4 nous montre toute la hardiesse du Bilieux, son œil de commandement et son cartilage convexe, unis à la mollesse générale des traits du Lymphatique. C'est le tempérament Bilieux Lymphatique (B L) caractérisé par son orgueil calme. C'est le Jupitérien des anciens.

Le N° 5 est un Sanguin Nerveux type passionné. Il est tourmenté comme les nerveux et Lavater y voit les signes de la Folie. Nous pensons qu'il exagère un peu. Mais ce profil est à étudier avec soin pour les chercheurs.

Dans la classification des Tempéraments par le profil du nez on remarquera la difficulté de caractériser le Nerveux Lympathique qui aurait l'os nasal à la fois concave et convexe et le Sanguin bilieux qui aurait le cartilage aussi concave et convexe. Ces formes sont toutefois possibles et un peu de pratique permet de résoudre très vite cette petite difficulté apparente.

Feu Colère Volontaire △

Oxygène

♈ 4
♌ 3
♐ 2

B o t

[iA]

Qualité Chaude

$OC Az-H$

Anœ

RACE NOIRE

⊙ ♂

Terre Mélancolique Pessimiste ▽

Carbone

♉ 4
♍ 3
♑ 2

N o t

[iP]

Qualité Sèche

$C Az-H-O$

Aigle

RACE JAUNE

☿ ♄

OBJECTIFS

SUBJECTIFS

PASSIFS

Air Animique △

Azote

♒ 4
≈ 3
≈ 2

S o t

[CA]

Qualité Humide

$Az-H-O-C$

♃

Lion

RACE ROUGE

Eau Flegmatique Tranquille ▽

Hydrogène

♋ 4
♏ 3
♓ 2

L o t

[CP]

Qualité Froide

$H-O-C-Az$

☽ ♀

Taureau

RACE BLANCHE

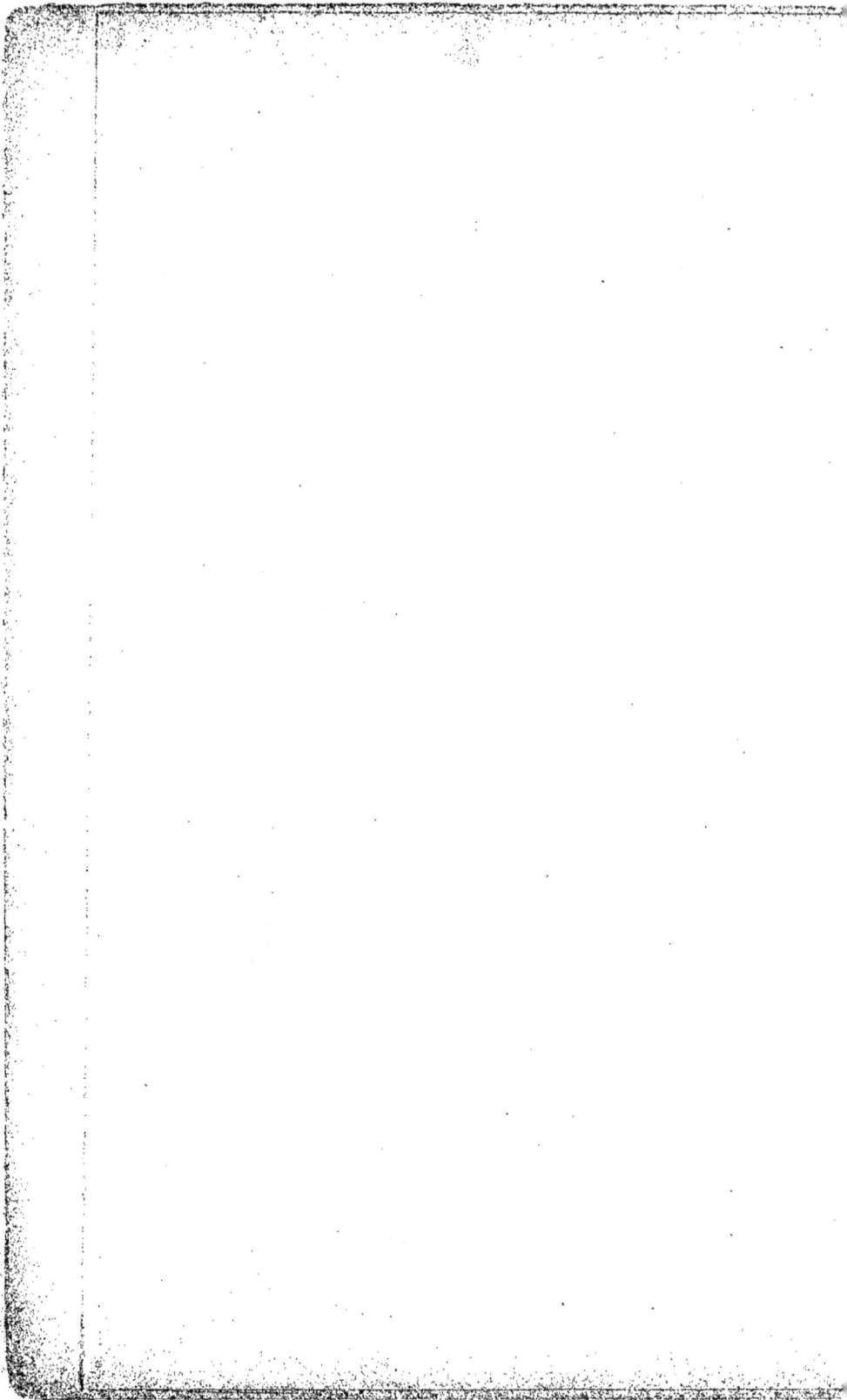

LA TÊTE

Ce qu'il y a d'intéressant dans cette détermination des types généraux de la morphologie humaine, c'est que les mêmes courbes se répètent partout. Cela indique qu'il ne s'agit pas là d'un système imaginatif mais bien d'une loi générale qui sera tôt ou tard scientifiquement déterminée. Ainsi, si l'on inscrit le profil dans un carré partagé lui-même en quatre autres carrés, on remarquera un fait des plus intéressants.

Le carré supérieur, à gauche, qui contient le front, sera plus que rempli par la forme du profil dans le tempérament bilieux, qu'on pourra ainsi appeler « frontal ».

Le carré supérieur et à droite sera débordé dans le tempérement nerveux qu'on pourra appeler « occipital ou sensitif » (N et L).

Le carré inférieur et en avant, à gauche, sera débordé dans le tempérament sanguin, qu'on pourra appeler « maxillaire ou actif ».

Enfin, le carré inférieur, à droite, sera débordé dans le tempérament lymphatique, qu'on pourra appeler « cérebelleux ou flegmatique » selon les cas.

Ne quittons pas cette étude des carrés sans renvoyer le lecteur à la figure générale qui semble assez compliquée et qui sert de figure de démonstration pour une étude plus détaillée que l'étude actuelle.

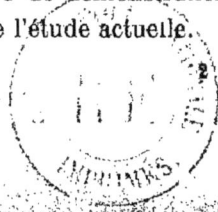

2

On remarquera dans cette figure générale (établie en grande partie d'après la théorie des tempéraments) quatre grands carrés : les deux carrés supérieurs présentent les deux tempéraments intellectuels : le bilieux et le nerveux (B et N).

Les deux carrés inférieurs représentent les deux tempéraments corporels : sanguin et lymphatique (S et L).

Les deux carrés placés à gauche en regardant la figure forment les deux tempéraments actifs : le bilieux et le sanguin (B et S).

Les deux carrés placés à droite, c'est-à-dire en arrière, forment les deux tempéraments passifs : nerveux et lymphatique (N et L).

Si bien que chaque tempérament se trouve défini par sa position même ainsi qu'il suit :

Le bilieux est un intellectuel actif (IA).

Le nerveux est un intellectuel passif (IP).

Le sanguin est un corporel actif (CA).

Le lymphatique est un corporel passif (CP).

Enfin, deux combinaisons de tempéraments : le bilieux-lymphatique ou lymphatique-bilieux, sont *objectifs* et le nerveux-sanguin ou sanguin-nerveux (NS ou SN) sont *subjectifs*.

C'est là l'amorce de l'étude détaillée des tempéraments qui sort du cadre de la présente brochure.

LES QUATRE TYPES DE CLASSIFICATION
ET LEURS ANALOGIES

Nous avons dit précédemment que tous les grands auteurs anciens ou modernes étaient d'accord pour diviser les êtres humains en quatre types principaux.

Les querelles d'écoles et d'auteurs commencent lorsqu'il s'agit de donner un nom à chacun de ces types.

Chaque auteur tient au nom qu'il emploie plus qu'à sa propre existence et il se laisserait plutôt arracher les yeux que de reconnaître qu'en somme, tout le monde a raison et qu'il s'agit uniquement ici d'une querelle de mots.

Rappelons-nous les terribles batailles engagées par les Lilliputiens de Swift sur la question primordiale de savoir si l'on devait manger les œufs à la coque par le gros bout ou par le petit bout. Cela avait donné naissance aux grandes factions des petits boutiens et des grands boutiens. Il en est souvent de même, hélas! à l'origine de toutes les querelles humaines, et nous ne voudrions pas contrarier les confrères qui ont déterminé dernièrement les tempéraments : abdominal, cérébral ou respiratoire. Ces confrères ont vu juste, ce qui est le plus important.

Le nom donné à chaque tempérament a donc peu d'importance, puisque la chose seule est unique pour tous les noms.

Un type de tempérament détermine une tendance. Cette tendance nous a été indiquée par le grand tableau analysé précédemment.

Ainsi, lorsqu'on dit : bilieux, d'après la classification d'Hippocrate, c'est comme si l'on disait : volontaire, actif au point de vue psychologique. C'est le tempérament qu'on appelle : cérébral actuellement, qui est nommé volontaire dans la classification de Papus (1).

Au point de vue scientifique, c'est le tempérament qui est produit par la prédominence de la portion antérieure du système nerveux sur les autres organes. Embryologiquement, le bilieux est un ectodermique antérieur.

Si, de plus, on se rend compte qu'un être humain n'est jamais que le résultat de la prédominence d'un tempérament sur les trois autres, mais, qu'en somme, tout être humain possède les quatre tempéraments, comme tout corps organique est formé de l'union des quatre grands corps simples (hydrogène, oxygène, azote et carbone), on verra que le mot « tempérament » a été admirablement choisi puisque c'est en tempérant l'action d'un type par les trois autres que l'être humain établit un rapport entre sa forme extérieure ou morphologie et ses tendances intérieures, ou psychologie.

La morphologie humaine conduit donc à des types psychiques, mais nous rentrons là dans une étude qui sort du cadre du petit travail actuel, qui est simplement destiné à établir les « premiers éléments de morphologie ».

Nous allons donc donner certaines analogies qui permettront au lecteur de se retrouver dans les noms

_____

(1) Traité élémentaire de Magie pratique, page 342.

1. Sanguin   2. Phlegmatique

3. Cholérique   4. Mélancolique

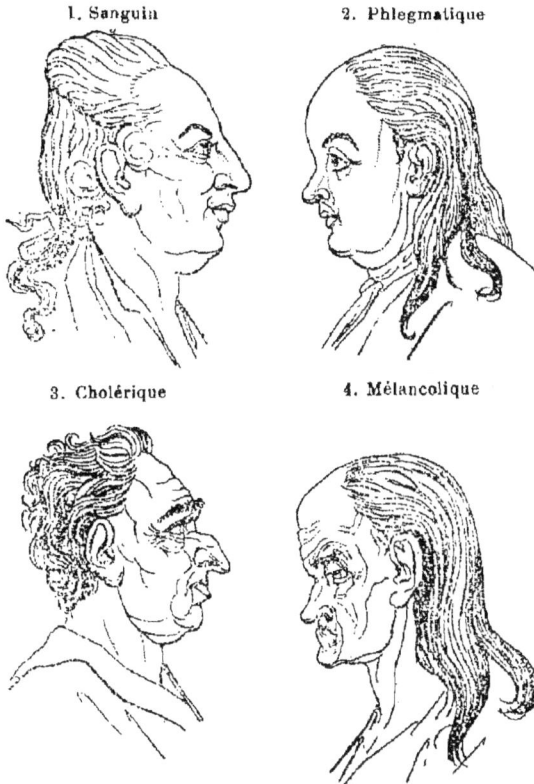

Les 4 Tempéraments étudiés par Lavater.
1 S. — 2 L. — 3 B. — 4 N.

différents donnés par plusieurs auteurs à un même type humain.

On pourra se reporter au grand tableau général pour d'autres analogies, que nous n'avons' pas à développer ici.

BILIEUX. — Intellectuel actif, volontaire, cérébral, hépathique, ectodermique antérieur, frontal.

NERVEUX. — Intellectuel passif, mélancolique, pessimiste, sensitif, occipital, ectodermique postérieur, veineux.

SANGUIN. — Corporel actif, animique, actif par excellence, thoracique ou cardiaque, mesodermique, maxillaire.

LYMPHATIQUE. — Corporel passif, instinctif ou tranquille, cérébelleux, abdominal, flegmatique, endodermique, lymphatique physiologiquement.

Ces diverses analogies permettront de se reconnaître dans les divers auteurs. Elles serviront de point de départ pour une étude plus complète qui rattacherait la morphologie à la psychologie et qui forme l'aboutissant naturel de toute étude des tempéraments.

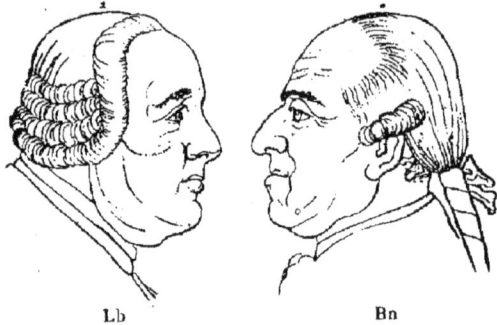

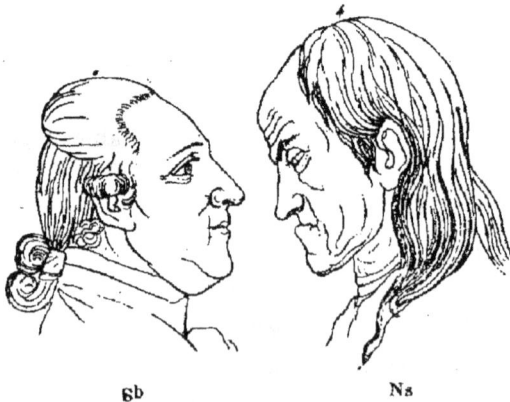

Lb   Bn

6b   Ns

Puisque nous avons dit que chaque être humain était en définitive constitué par quatre tempéraments avec prédominence de l'un d'entre eux, nous allons énumérer maintenant, sans entrer dans aucun détail, les combinaisons qui constituent tous les êtres humains. Nous donnerons en même temps la liste des tempéraments entre lesquels peuvent être classés tous les humains.

BILIEUX. — Bilieux, nerveux, sanguin, lymphatique (BNSL).

Bilieux, nerveux, lymphatique, sanguin (BNLS).

Bilieux, sanguin, lymphatique, nerveux (BSLN).

Bilieux, sanguin, nerveux, lymphatique (BSNL).

Bilieux, lymphatique, nerveux, sanguin (BLNS).

Bilieux, lymphatique, sanguin, nerveux (BLSN).

NERVEUX. — Nerveux, bilieux, sanguin, lymphatique (NBSL).

Nerveux, bilieux, lymphatique, sanguin (NBLS).

Nerveux, sanguin, bilieux, lymphatique (NSBL).

Nerveux, sanguin, lymphatique, bilieux (NSLB).

Nerveux, lymphatique, sanguin, bilieux (NLSB).

Nerveux, lymphatique, bilieux, sanguin (NLBS).

LYMPHATIQUE. — Lymphatique, bilieux, sanguin, nerveux (LBSN).

Lymphatique, bilieux, nerveux, sanguin (LBÑS).

Lymphatique, nerveux, sanguin, bilieux (LNSB).

Lymphatique, nerveux, bilieux, sanguin (LNBS).

Lymphatique, sanguin, bilieux, nerveux (LSBN).

Lymphatique, sanguin, nerveux, bilieux (LSNB).

SANGUIN. — Sanguin, bilieux, lymphatique, nerveux (SBLN).

Sanguin, bilieux, nerveux, lymphatique (SBNL).

Sanguin, nerveux, lymphatique, bilieux (SNLB).

Sanguin, nerveux, bilieux, lymphatique (SNBL).

Sanguin, lymphatique, nerveux, bilieux (SLNB).

Sanguin, lymphatique, bilieux, nerveux (SLBN).

Il résulte de cette classification qu'il existe en tout et pour tout vingt-quatre types d'êtres humains, pas un de moins, pas un de plus. Celui qui connaît bien le maniement des tempéraments peut arriver à classer chaque être humain dans une de ces vingt-quatre catégories, comme chaque catégorie a sa morphologie et sa psychologie nettement déterminées on peut se rendre compte de la simplicité réelle que l'étude des tempéraments apporte dans une question aussi complexe.

UTILISATION DES TEMPÉRAMENTS

Pour être complet, il faudrait indiquer l'utilisation pratique de chacun des vingt-quatre tempéraments avec leurs qualités et leurs défauts, mais cela sortirait trop du cadre de l'étude actuelle. Nous nous réservons de publier ces détails dans un travail ultérieur.

Pour l'instant, nous allons donner quelques lignes sur chacun des éléments simples considérés au point de vue militaire, de façon à ce qu'une fois la classification générale établie, le médecin militaire connaisse le rendement de chacun des tempéraments au point de vue qui l'intéresse spécialement.

BILIEUX. — *Qualité*. — La qualité spéciale du bilieux, c'est l'aptitude au commandement et à la direction dans tous les plans.

Défaut. — Le défaut principal à combattre chez le bilieux, c'est la difficulté d'obéir. C'est une forte tête, qui demande un doigté spécial pour son maniement.

Utilisation. — Le bilieux sera surtout utilisé pour la direction et l'organisation dans toutes leurs applications.

Comment les prendre? — On doit prendre le bilieux par le raisonnement en lui expliquant et en lui faisant comprendre ce qu'on attend de lui et surtout, en faisant appel à sa responsabilité.

Nous allons donner un tableau étendant aux autres tempéraments ce que nous venons de dire pour le bilieux.

QUALITÉS

Nerveux. — Bon administrateur, artiste.
Sanguin. — Bon soldat, courageux, obéit bien.
Lymphatique. — Obéissance passive.

DÉFAUTS

Nerveux. — Timide et rancunier (en dessous).
Sanguin. — Colère, batailleur (soupe au lait).
Lymphatique. — Paresseux, dormeur (tire au flanc).

UTILISATION

Nerveux. — Administration, écritures.
Sanguin. — Corvées actives, cuisine, exercices.
Lymphatique. — Administration, soins domestiques, ordonnance idéal.

COMMENT LES PRENDRE ?

Nerveux. — Par le sentiment.
Sanguin. — Par l'activité.
Lymphatique. — Par la fermeté.

DÉDUCTIONS SCIENTIFIQUES

Il faut maintenant préciser la position de la morphologie humaine dans les sciences anatomiques.

Pour cela, nous rappellerons notre classification méthodique des sciences anatomiques (1).

Forme extérieure. — Etude anatomique des formes extérieures : Anatomie artistique.

A. *Organes*. — Etude analytique des organes : Anatomie descriptive.

Etude des assemblages d'organes : Anatomie topographique.

Etude des différents stades du développement des organes, 1° Normal : Anatomie comparée.

Etude des différents stades du développement des organes, 2° Anormal : Anatomie tératologique.

B. *Cellules*. — Etude analytique des cellules : Anatomie histologique ou histologie.

Etude des assemblages de cellules : Anatomie générale.

Etude du développement des cellules :

1° Evolutif ou normal : Anatomie embryologie.

2° Involutif ou anormal : Anatomie pathologique.

Synthèse. — Etude analogique de l'état, de l'assemblage et du développement des organes et des cellules. — Détermination analogique des lois de l'organisation : Anatomie philosophique.

---

(1) L'Anatomie philosophique et ses divisions. Thèse de Doctorat 1894, page 40.

EMBRYOLOGIE

Comme on le voit par le tableau précédent, la morphologie humaine dépend de l'étude anatomique des formes extérieures, c'est-à-dire de *l'anatomie artistique*. Or, les formes de l'être humain dépendent en dernière analyse du développement des feuillets de l'embryon. C'est sur ce point qu'ont porté spécialement nos travaux et, en terminant cet opuscule, nous tenons à rappeler quelques éléments d'embryologie.

L'être humain est le résultat de la germination de trois feuillets embryologiques, appelés :

1° Le feuillet *externe* ou *ectoderme;*

2° Le feuillet *moyen* ou *mesoderme;*

3° Le feuillet *interne* ou *endoderme.*

Pour éviter des détails fastidieux, nous dirons que, sauf de légères exceptions, et pour rester dans la grande généralité, chacun des trois feuillets donne naissance aux organes suivants :

1° Le feuillet externe (ectoderme) donne naissance à la tête, à tous les organes nerveux, dans leurs deux pôles : (A) pôle de réception et de sensibilité, peau et organes des sens; (B) pôle d'émission et de volonté, cerveau et moelle antérieurs;

2° Le feuillet moyen (mésoderne) donne naissance à tous les organes circulatoires et à la poitrine (sauf les poumons);

3° Le feuillet interne (endoderme) donne naissance aux organes nutritifs (nutrition alimentaire
ou intestins, nutrition oxygénée ou poumons) et au
ventre.

Nous allons voir que c'est la prédominence dans
l'être humain d'un feuillet sur les autres qui détermine le tempérament.

*_**

La différentiation entre un être vivant et un autre
de la même espèce est presque toujours d'origine
embryologique. La tératologie en est un exemple
positif. On peut donc admettre logiquement que les
trois feuillets qui, à l'origine, constituent l'être
humain, ne sont pas représentés d'une manière abso-
lument pareille dans chaque être.

Si le feuillet ectodermique domine, nous aurons
une prédominence du système nerveux dans l'être
humain. Mais constatons tout de suite que le système nerveux se présente avec deux pôles, ainsi que
l'a déterminé Claude Bernard :

1° Un pôle sensitif, ou de réception, formé par
la peau et les organes des sens;

2° Un pôle émissif, ou volontaire, issu des centres
nerveux antérieurs.

Si le côté réceptif domine dans un être humain,
nous aurons un tempérament vraiment nerveux, sensitif, délicat.

Si, au contraire, le pôle volontaire domine, nous
aurons affaire au tempérament qu'Hippocrate a
appelé « bilieux » et que les modernes appellent
« volontaire ou cérébral ».

Chacun des autres feuillets donne un tempérament.

Si le mésoderme domine les autres feuillets, nous aurons affaire au tempérament sanguin, sous quelquel nom que les auteurs le désignent.

Enfin, si l'endoderme domine, nous verrons apparaître le tempérament lymphatique d'Hippocrate, le tranquille ou l'abdominal de certains auteurs contemporains.

Comme chaque feuillet est, en somme, représenté dans tous les autres organes, puisque le sang circule partout ainsi que la lymphe et que les filets nerveux agissent aussi partout, c'est la prédominence d'un feuillet sur l'autre qui va déterminer les formes caractéristiques de chaque tempérament.

* *

Chaque être humain est ainsi un mélange de quatre tendances, avec dominante de l'une d'entre elles.

Ainsi, le nerveux est bien dominé par la sensibilité, mais cette sensibilité s'appuie sur les trois autres éléments de constitution, le cérébral, le circulatoire et l'abdominal, ou, pour parler comme les anciens : le bilieux, le sanguin et le lymphatique.

De même que tous les corps organiques dérivent de la combinaison de quatre corps simples : hydrogène, oxygène, azote et carbone, de même tout être humain dérive physiquement et moralement de la combinaison de ces quatre tempéraments.

On ne doit donc pas dire, dans la pratique, un nerveux, un bilieux ou un sanguin, on devrait dire un :

BILIEUX — Nerveux, sanguin, lymphatique, ou
un SANGUIN — Bilieux lymphatique nerveux ou,
en abrégé : B — N S L ou S — B L N.

Mais, dans la pratique, on doit commencer par
déterminer les formes données par chaque élément
simple et n'aborder les combinaisons que plus tard.

***

La Morphologie humaine se manifeste, non seulement dans les détails des traits ou des formes de
chaque organe, mais encore dans l'ensemble de
l'être.

Les gestes, les attitudes, la démarche et une foule
d'autres manifestations extérieures répondent à
chaque genre de tempéraments.

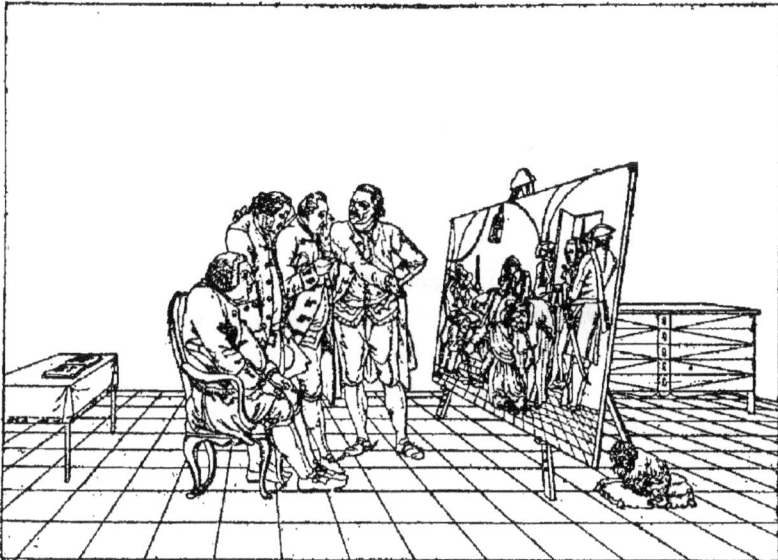

L   N   S   B

Nous ne pouvons mieux terminer cette brochure tout élémentaire, qu'en reproduisant une figure des plus expressive, donnée par Lavater.

Cette figure nous présente quatre individus répondant chacun à un des quatre tempéraments fondamentaux qui considèrent un tableau.

On voit très nettement les rapports des formes générales, des attitudes et de l'influence psychologique manifesté par chaque tempérament.

Le Lymphatique, caractérisé par l'épaisseur de ses traits, est affalé dans un fauteuil et considère le tableau un peu comme un animal qui regarde passer un train. L'impression chez lui est toute matérielle.

Le nerveux aux traits tourmentés et anguleux subit une impression très forte mais concentrée en lui. Sa joie est toute interne.

Le sanguin manifeste son impression par de grands gestes et une expansion de tout son être.

Le bilieux domine la situation. Il impose nettement sa manière de voir et il commande.

Nous recommandons ce groupe à la méditation de tous les chercheurs sérieux.

Il termine très clairement cette petite introduction aux premiers éléments de la Morphologie humaine et il prépare le lecteur à des recherches plus étendues et beaucoup plus détaillées qui feront suite au présent travail.

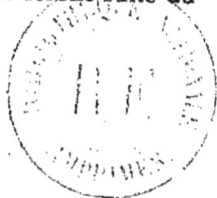

www.ingramcontent.com/pod-product-compliance
Lightning Source LLC
Chambersburg PA
CBHW060444210326
41520CB00015B/3840